AF586441

FACULTÉ DE MÉDECINE DE BORDEAUX

TRAVAUX DE LA CLINIQUE DES MALADIES DU LARYNX, DES OREILLES ET DU NEZ

Du Dr E. J. MOURE
Chargé du cours de Laryngologie, d'Otologie et de Rhinologie, à la Faculté de Médecine de Bordeaux.

SUR TROIS CAS DE COMPLICATIONS INTRA-CRANIENNES D'ORIGINE OTIQUE

Par le Dr E. J. MOURE
Chargé du cours d'Otologie à la Faculté de médecine de Bordeaux.

BORDEAUX
G. GOUNOUILHOU, IMPRIMEUR
11, rue Guiraude

PARIS
OCTAVE DOIN, ÉDITEUR
place de l'Odéon, 8

1897

SUR TROIS CAS

DE

COMPLICATIONS INTRA-CRANIENNES

D'ORIGINE OTIQUE

Par le Dr **E. J. MOURE,**

Chargé du cours d'Otologie à la Faculté de médecine de Bordeaux.

Les complications cérébrales d'origine otique sont loin d'être rares, aussi bien en France qu'à l'étranger, mais tandis que dans notre pays elles constituent généralement des trouvailles d'autopsie, à l'étranger, au contraire, depuis quelques années surtout, on intervient chirurgicalement pendant le cours même de ces complications, dans le but d'arriver à les supprimer et par conséquent à guérir le malade. Le nombre d'abcès encéphaliques, d'origine otique, les cas de thrombose du sinus ou même de phlébite suppurée, s'étant propagés jusqu'à la jugulaire, opérés et guéris sont extrêmement nombreux dans la littérature médicale étrangère. En France, au contraire, c'est à peine si quelques opérateurs ont essayé d'intervenir dans des cas de ce genre. Notre confrère, M. Lannois, nous a rapporté l'année dernière un cas d'opération tentée pour un abcès otique qui ne put être ouvert pendant l'opération. M. Broca, plus récemment, a communiqué à la Société de chirurgie de Paris un certain nombre de complications cérébrales d'origine otique, traitées chirurgicalement, et souvent guéries par l'intervention. A ce propos, ce chirurgien a proposé de suivre toujours la voie auriculaire pour pénétrer dans le crâne, puisqu'on part, dit-il avec raison, des lésions initiales connues pour aller vers les complications secondaires auxquelles la lésion otique mène l'opérateur.

A Bordeaux, le professeur Lanelongue a eu l'occasion d'ouvrir un sinus pour enlever un caillot (thrombose), qui avait déterminé les symptômes classiques de cette affection. Trois fois, moi-même, j'ai eu à intervenir, durant le cours de cette année, pour des complications intra-craniennes consécutives à des lésions auriculaires. Ce sont ces faits que je désire vous exposer; tous trois sont intéressants, car ils contiennent tous un enseignement, soit au point de vue du diagnostic de la lésion elle-même, soit par l'intervention et le résultat obtenu.

En effet, si, théoriquement, il semble facile de reconnaître les différentes complications intra-craniennes d'origine otique, il est loin d'en être de même dans la pratique; c'est ainsi que les abcès extra-duraux, les méningites, les abcès encéphaliques, se manifestent souvent par des symptômes cliniques qui se ressemblent tous, lorsqu'ils existent. Très souvent même, c'est presque par l'absence de symptômes que l'on peut arriver à établir le diagnostic.

De toutes les complications cérébrales, la méningite est peut-être celle dont les lésions sont les plus faciles à constater, parce qu'elles sont en général diffuses et déterminent des signes extérieurs assez nets et caractéristiques (céphalée diffuse, vomissements, strabisme, contracture, paralysie, etc). Il suffit de lire les traités de chirurgie, et en particulier les ouvrages récents de Broca et Maubrac ou de Chipault, pour voir combien les symptômes qui accompagnent les abcès encéphaliques ou les phlébites du sinus, sont vagues et incertains, d'autant plus que très souvent ces deux lésions se combinent entre elles ou même qu'elles existent avec des lésions de méningite localisée et d'abcès extra-duraux, etc. Bien plus, il arrive dans quelques cas que les altérations de l'oreille ou de l'apophyse mastoïde paraissent expliquer, au moins en partie, les symptômes observés et, par conséquent, éloigner l'idée d'une complication plus profonde. C'est ainsi que, enhardi par des succès antérieurs, on s'est borné à intervenir du côté de l'oreille moyenne ou de ses cavités annexes, quelquefois même jusque sur la dure-mère, sans chercher plus avant, dans l'intérieur du crâne ou des sinus, une altération capable d'expliquer les phénomènes cliniques. On est d'autant plus autorisé à agir ainsi, que très souvent la fièvre et une céphalée unilatérale sont les seuls signes qui permettent de songer à une complication quelconque d'origine otique. Je ne parle pas des altérations constatées au fond de l'œil, de l'hémianopsie, des névrites doubles ou unilatérales, ces signes faisant souvent défaut, dans les cas de lésions cérébrales localisées, et existant au contraire dans certaines affections diffuses telles que la méningite, où toute intervention chirurgicale est absolument inutile, vu l'étendue de la lésion.

Il n'est pas douteux que lorsque la chirurgie intra-cranienne des complications otitiques sera appliquée beaucoup plus largement chez nous, comme elle l'est à l'étranger, l'expérience clinique nous apprendra à reconnaître, sinon toutes, au moins certaines de ces complications, leur combinaison possible, et nous saurons alors dans quels cas il convient de nous arrêter aux abords de l'encéphale, et ceux au contraire où nous devrons aller plus profondément, malgré l'existence d'altérations morbides constatées à sa surface.

Les trois faits que je vais avoir l'honneur de vous rapporter sont intéressants à ces différents points de vue. Je les exposerai dans l'ordre chronologique où j'ai eu l'occasion de les observer.

Observation I. — *Otite moyenne suppurée gauche. Végétations adénoïdes. Cessation de l'écoulement après ablation des végétations. Trois mois après rougeole et nouvelle suppuration de l'oreille. Alternatives de cessation de l'otorrhée et d'écoulement nouveau. Phénomènes méningitiques huit mois après la rougeole. Périostite mastoïdienne. Incision : os dénudé. Trépanation quatre jours après. Vaste abcès et fongosités entre la dure-mère et la paroi cranienne. Guérison.* (Recueillie et rédigée par le Dr A. Brindel, aide de la clinique otologique, etc.).

Le jeune Th..., cinq ans, présentait une otorrhée gauche datant de quelques mois, entretenue par des végétations adénoïdes volumineuses et diffuses. Il est opéré de ses végétations il y a un an. Quelques jours après, l'écoulement de pus cessait, et l'enfant, en quelques mois, prenait des couleurs et de l'embonpoint.

Toutefois, ayant été atteint de rougeole trois mois après l'opération, il vit son otorrhée recommencer, mais cette nouvelle otite céda, en quelques semaines, à de simples injections à l'eau boriquée.

Nous le voyons à ce moment-là : son tympan est complètement cicatrisé et l'audition excellente.

Du mois d'avril 1896 au mois de décembre de la même année, Th... aurait eu de temps à autre quelques douleurs auriculaires et un petit écoulement par le conduit. Ses parents ne s'inquiétèrent pas outre mesure de ces incidents et ne jugèrent pas utile de nous l'amener.

En décembre, vers le milieu du mois, l'enfant est pris subitement de phénomènes méningitiques graves qui l'obligent à garder le lit pendant huit jours et font craindre pour sa vie. Il se rétablit néanmoins assez promptement. Le mieux s'installe du jour où un nouvel écoulement purulent sort de l'oreille atteinte.

Quelques jours se passent, puis survient un gonflement en masse de l'apophyse mastoïde et surtout des tissus périmastoïdiens. Il existe un peu de fièvre le soir. Le pavillon est repoussé en avant et douloureux au toucher, de même que la pointe de l'apophyse.

Nous pensons qu'il s'agit là d'une simple périostite mastoïdienne, et, à la faveur de l'anesthésie au bromure d'éthyle, des pointes de feu profondes sont faites sur l'apophyse. A partir de ce jour, le gonflement devient moins diffus. Il se limite et, deux jours après, il se présente sous la forme d'une saillie arrondie siégeant à 2 centimètres et demi ou 3 centimètres en arrière du pli rétro-auriculaire, au niveau du tiers inférieur de l'apophyse, immédiatement en arrière du bord postérieur de cette dernière. Le point saillant présente une fluctuation très nette, mais profonde.

Une incision est pratiquée à ce niveau le 24 décembre. Du pus est évacué après la section du périoste. Ce pus est très lié, blanc, de bonne nature.

En faisant manœuvrer la sonde cannelée dans le fond de la plaie, nous nous apercevons que cette sonde s'enfonce à travers l'os et nous concluons à une carie de ce dernier. Nous nous contentons, pour le moment, de drainer et de faire un pansement antiseptique, nous réservant de pratiquer une intervention plus complète quelques jours après.

L'enfant est pansé le 26. Peu de pus, mais il y a eu un peu de fièvre la nuit. Dans la journée l'appétit est bon et la gaieté parfaite, mais sur le soir survient un léger frisson suivi de chaleur et d'agitation.

Le 28, l'enfant vient à la clinique. Même état. Nous décidons sa famille à le faire entrer à l'hôpital des Enfants assistés, afin de pouvoir pratiquer une opération nécessitée par son état.

L'opération a lieu le *30 décembre 1896*. A notre arrivée l'enfant est gai. Il est assis sur son lit et s'amuse avec des jouets. Nous pensions borner notre intervention à agrandir simplement, sans chloroforme, la première incision, et à curetter légèrement le point d'os carié.

Après avoir pratiqué une incision de 5 à 6 centimètres dont l'axe était dirigé parallèlement au pli rétro-auriculaire, mais passait par la première incision, le périoste est écarté en avant et en arrière.

Nous apercevons alors, dans le sillon rétro-apophysaire, à l'union du tiers inférieur avec le tiers moyen de l'apophyse, un petit point fongueux, véritable trajet fistuleux à travers lequel un stylet pénètre dans le crâne.

Avec l'aide du protecteur de Stacke, ce trajet est agrandi à la gouge et au maillet et à mesure que l'orifice devient plus considérable on voit sortir une quantité notable de pus de même nature que celui dont nous avons parlé plus haut.

On découvre ainsi une grande cavité remplie de fongosités recouvrant le sinus latéral et animées de battements isochrones au pouls.

Ces fongosités sont curettées avec soin ; la paroi du sinus aussi bien que la face interne de la paroi cranienne, devenues lisses et unies, sont touchées au chlorure de zinc au 1/10.

L'ouverture créée à la gouge comprend toute l'extrémité inférieure de l'apophyse qui a été enlevée ainsi qu'un bon tiers de l'apophyse, sur la ligne postérieure, de telle sorte que l'antre ne fait plus qu'un avec la cavité cranienne largement ouverte.

Un gros drain est laissé dans la plaie et retenu par un point de suture.

Quatre points de suture réunissent les bords de la plaie, deux au-dessus, deux au-dessous du drain. Pansement sec très large.

Soir de l'opération : température, 38°2.

31 décembre. — Température : matin, 37°5 ; soir, 38°4.

1er janvier 1897. — Température : matin, 37°8 ; soir, 38°.

2 janvier. — Purgation. Jusqu'ici l'enfant s'est bien trouvé ; il ne souffre pas. Température : matin, 37°4 ; soir, 38°1.

Pansement. Un peu de pus par l'injection dans le drain. Trois ou quatre pointes de feu ont suppuré et ont infecté un point de suture.

Deux points de suture enlevés. L'enfant présente sur tout le corps un érythème ortié que nous attribuons à l'iodoforme. Aussi, ce médicament est-il supprimé et remplacé par du salol.

3 janvier. — Plus d'érythème. Température : matin, 37°6; soir, 37°8.

4 janvier. — Température : matin, 37°4; soir, 37°6.

Nouveau pansement. Même état. Suppuration d'une pointe de feu. Ablation des autres points de suture. Plaie réunie. L'enfant se lève depuis deux jours. La langue est propre. L'appétit bon, mais le jeune garçon s'ennuie beaucoup à l'hôpital.

Le lavage par le drain ramène un peu de pus. Pansement au salol.

A partir de ce jour, plus de fièvre. Le pansement est renouvelé deux fois par semaine. Il y a de moins en moins de pus.

17 janvier. — Le drain est retiré après avoir été, dans les pansements antérieurs, peu à peu diminué de grosseur et de longueur.

L'enfant mange bien ; la langue est très propre, les forces et les couleurs sont revenues. Cependant, la nuit, le jeune Th... rêve tout haut. La plaie se cutanise très rapidement.

25 janvier. — État satisfaisant. La place occupée par le drain se recouvre lentement d'épiderme. On doit crayonner un bourgeon exubérant.

2 février. — L'orifice du drain est long à se cutaniser. A la place d'une pointe de feu, au-dessus de l'incision, un bourgeon charnu a dû être cautérisé à plusieurs reprises au nitrate d'argent. Écouvillonnage du trajet au chlorure de zinc au 1/10. Un stylet, introduit à travers les bourgeons, ne rencontre pas d'os dénudé et ne pénètre qu'à une profondeur d'un centimètre environ. Pansement au collodion.

10 février. — Même état. Le trajet bourgeonnant du drain est cautérisé à l'acide chromique. Même pansement.

15 février. — A la surface du point de pénétration du drain existe une petite croûte sèche à laquelle on ne touche pas. La pression digitale sur les surfaces osseuses voisines n'est nullement douloureuse. L'enfant est en excellent état. Il repose bien la nuit et a un bon appétit. Plus de pansement.

Depuis, l'enfant va toujours très bien et reste complètement guéri.

Dans le deuxième cas, il s'agit d'une femme dont les pièces anatomo-pathologiques ont été présentées à la Société d'anatomie et de physiologie de Bordeaux par M. le Dr Bousquet, qui a en même temps rapporté l'observation de cette malade jusqu'au moment de mon intervention.

Obs. II. — *Ostéo-périostite mastoïdienne. Abcès extra-dural et abcès du cerveau pendant l'état puerpéral. Évidement pétro-mastoïdien. Mort. Autopsie.*

M. Bousquet[1]. — J'ai l'honneur de présenter à la Société d'anatomie le cerveau d'une femme morte dans le service de M. le Dr Chambrelent, à l'isolement de la Clinique d'accouchements. Ce cerveau présente un abcès du lobe sphénoïdal droit consécutif à une otite moyenne.

Cette femme est entrée à l'hôpital Saint-André le 10 mars dernier, accompagnée de personnes qui n'ont pu fournir sur elle aucun renseignement; elle était elle-même incapable de répondre aux questions qu'on lui posait, plongée dans un état semi-comateux; elle présentait un délire continu apyrétique. Elle était enceinte de près de neuf mois.

Salle 4, où la malade fut envoyée, le délire devint violent, ambulatoire; on pensa qu'elle était atteinte de manie puerpérale.

Le 13 mars, le travail se déclare; la malade est envoyée à la Clinique d'accouchements, où l'on constate une légère albuminurie qui fait supposer que le délire est d'origine urémique.

L'accouchement est rapidement terminé par une application de forceps faite dès que la dilatation le permet; l'enfant est vivant, bien constitué; il est aujourd'hui en parfait état à l'hôpital des Enfants.

La malade est envoyée le 15 mars au service d'isolement, car son délire l'empêche de séjourner au milieu des autres accouchées. Elle présente alors de la fièvre; le 16 au soir, la température est de 39°6; constipation, pas de vomissements, pouls rapide, délire calme, légère contracture des muscles de la nuque.

Le diagnostic était hésitant lorsque, le 18 mars, on aperçoit sur l'oreille de la malade des taches de pus provenant de l'oreille droite. On apprend des parents de la malade qu'elle a eu à l'âge de dix ans une otite suppurée qui a entraîné la perte complète de l'audition par l'oreille droite; que, à diverses reprises, elle a souffert de l'oreille droite; que, huit jours avant son entrée à l'hôpital, brusquement, en pleine santé, la malade a été prise de douleurs dans cette oreille, douleurs qui se sont irradiées à

1. Cette partie de l'observation a été empruntée au *Journal de médecine de Bordeaux*, 9 mai 1897.

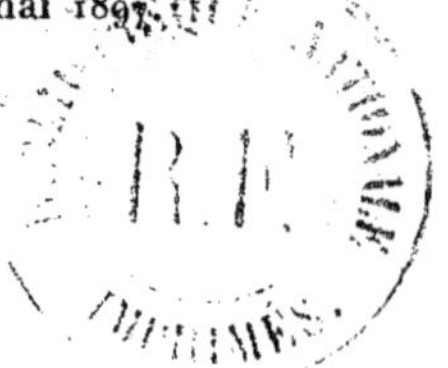

la fosse temporale du même côté, se sont accompagnées de délire, et que leur persistance a décidé la malade à entrer à l'hôpital.

La présence de pus dans l'oreille, les antécédents de la malade permettaient dès lors de supposer que les divers symptômes qu'elle présentait étaient dus à une lésion dont le siège ou le point de départ était l'oreille.

M. le Dr Moure, appelé par M. le Dr Chambrelent le 19 mars, constate la présence dans l'oreille du pus et d'un séquestre. Il existe au niveau de la racine de l'arcade zygomatique une collection purulente sous-cutanée paraissant provenir de l'oreille. La pression de l'apophyse mastoïde est très douloureuse.

Donc, existence d'une otite moyenne purulente; mais la lésion est-elle limitée à l'oreille? Il n'y a pas de signes nets d'abcès du cerveau ni de méningite; rien que de la céphalée, du délire, une température oscillant autour de 39° et de la névrite optique plus prononcée à droite, ainsi que l'a constaté M. le Dr Fromaget.

M. le Dr Moure décide d'intervenir, et le 20 mars pratique l'évidement pétro-mastoïdien.

Un trajet purulent prend son origine au niveau de la voûte de la caisse du tympan; il est suivi, agrandi, et amène au niveau de la fosse cérébrale moyenne, sur un abcès extra-dural. En ce point et sur l'étendue d'une pièce de cinquante centimes, la dure-mère est rougeâtre, fongueuse, et ne présente pas de mouvements d'expansion; tout autour, elle n'est pas décollée et paraît saine. Au niveau de sa partie fongueuse, la dure-mère est curettée, puis ponctionnée; le bistouri enfoncé d'un centimètre et demi ne provoque aucun écoulement.

L'opération est terminée par le tamponnement à la gaze salolée des foyers curettés et la suture des parties molles.

Le délire, la fièvre persistent, et la malade meurt le 21 mars au soir, trente heures après l'opération.

Autopsie le 22 au matin.

Ainsi que vous pouvez vous en assurer par l'examen des pièces que voici, il existe un abcès du cerveau. Cet abcès est en continuité avec la lésion auriculaire; la dure-mère, fongueuse à l'endroit que nous avons déjà signalé, n'est cependant pas perforée. On y voit la trace de la ponction faite avec le bistouri. Si cette ponction n'a pas donné issue au pus, cela tient à ce qu'en cet endroit existent des fausses membranes qui augmentent l'épaisseur des méninges; il aurait fallu enfoncer le bistouri d'un à deux centimètres pour atteindre la collection purulente.

Au niveau des deuxième et troisième circonvolutions temporales, sur 5 centimètres de long et 2 centimètres de haut, la substance corticale est affaissée, grisâtre; si on enlève la pie-mère qui la recouvre et lui est adhérente, elle s'effrite et découvre la cavité de l'abcès. Cet abcès se continue intérieurement, à plein canal, avec le ventricule latéral. Sur les coupes transversales du cerveau, on voit que le troisième et le quatrième ventricule sont respectés, et que l'abcès a une longueur de 5 centimètres, une hauteur de 3 centimètres et une épaisseur allant de la couche corticale au ventricule latéral.

Cet abcès contient un pus abondant, grisâtre, dont l'examen n'a pas été fait. Il existe également de la thrombose du sinus latéral droit.

Je me permets de demander à la Société son avis sur l'âge probable de cet abcès. Cette femme est acouchée le 12 et morte le 21; son abcès était probablement antérieur à l'accouchement et n'a donc pas empêché la grossesse d'évoluer d'une façon normale jusqu'à terme.

Ainsi qu'il est facile de le constater, je suis intervenu chez cette malade, à une période beaucoup trop éloignée du début de l'affection, pour qu'il me soit permis d'avoir le temps de juger de l'efficacité de ma première intervention et d'en faire une deuxième, ainsi que je me le proposais. Les événements se sont succédé avec tellement de rapidité que la malade a malheureusement succombé avant que je puisse aller jusque dans l'intérieur du cerveau chercher une lésion susceptible d'expliquer la persistance des symptômes cliniques après l'ouverture de l'antre et de l'abcès extra-dural.

Il fallait, en outre, tenir compte de l'état puerpéral dans lequel se trouvait cette malade, accouchée depuis cinq jours et, par conséquent, susceptible de présenter un état infectieux consécutif à son accouchement. Avant même que nous ayons pu éliminer cette hypothèse importante, la malade succomba, emportée par un énorme abcès qu'elle avait dans son cerveau, le pus ayant brusquement fait irruption dans le ventricule. J'aurais moi-même, lors de ma première intervention, trouvé le pus dans l'encéphale et vidé cette vaste cavité, que cette femme aurait néanmoins succombé, parce que la substance cérébrale qui entourait l'abcès était dans un état de ramollissement tel qu'il ne fallait pas songer à une guérison.

Mais, ce cas est intéressant par la marche même des symptômes, et l'oubli dans lequel a été laissée l'oreille jusqu'au moment de l'accouchement. En effet, pendant la période inflammatoire du début, on a songé à toutes sortes de lésions, troubles psychiques ou autres, mais non à une complication possible d'origine otique. Il faut dire, du reste, que les symptômes d'aliénation mentale, signalés comme existant dans le cours des abcès cérébraux, sont assez rares, pour que de ce fait l'attention n'ait pas été attirée vers l'oreille; cette dernière, du reste, comme toutes les fois qu'il survient une complication, suppurait fort peu, et c'était seulement la fétidité qui existait à ce niveau qui aurait pu donner l'éveil aux médecins traitants.

Ce cas est donc intéressant par l'évolution lente, insidieuse et tout à fait sournoise de cet abcès encéphalique énorme; par l'hyperthermie constante et l'accélération du pouls, au lieu de l'hypothermie et du ralentissement du cœur, souvent observés dans ces cas. D'un autre côté, bien qu'il existât chez elle une thrombose déjà ancienne des veines cérébrales superficielles, et en particulier du sinus latéral, qui était obstrué par un caillot organisé dont les limites n'ont malheureusement pas été recherchées au moment de l'autopsie, nous n'avons trouvé aucun signe extérieur pouvant faire songer à l'existence de cette complication. Ce fait en lui-même est tout à fait classique, car, la plupart du temps, les abcès encéphaliques du lobe temporo-sphénoïdal sont compliqués de phlébite, ou tout au moins de thrombose du sinus latéral. Aussi, lorsqu'on ouvre un abcès, au cours d'une intervention intra-cranienne, on doit toujours découvrir le sinus, pour s'assurer de l'état dans lequel il se trouve. Ce sont des connaissances anatomo-pathologiques qu'il faut posséder, car, en général, ce n'est pas sur les symptômes cliniques que l'on peut se baser pour établir son diagnostic et, par conséquent, proposer une intervention à une famille, dans un cas de ce genre.

Le troisième fait, que nous observions en même temps que celui de la femme dont nous venons de rapporter l'observation, a trait à un jeune enfant, dont l'histoire clinique est également intéressante, car elle présentait quelques difficultés diagnostiques qui, du reste, ont été la cause des retards apportés à notre dernière intervention.

Obs. III. — *Rougeole, otite moyenne suppurée, phlébite suppurée du sinus latéral. Evidement pétro-mastoïdien, ouverture et drainage du sinus. Mort.*

M. X..., âgé de trente mois, avait eu, au mois de janvier dernier, une rougeole classique, qui se compliqua d'une broncho-pneumonie double, mettant en péril la vie du bébé. A peine guéri de cette complication, l'enfant fut pris de douleurs d'oreille et, bientôt après, d'une suppuration du côté droit; cette dernière ne tarda pas à s'arrêter et à faire croire à une guérison définitive; toutefois, la fièvre persista intense, atteignant 39° 1/2, 40° même parfois. Devant l'existence de ce symptôme, le médecin traitant fit appeler en consultation le prof. Piéchaud, de Bordeaux, lequel, après avoir examiné l'enfant et entendu l'histoire de ses complications, pensa que l'oreille pouvait bien être la cause de la persistance de la fièvre, malgré l'arrêt complet de l'écoulement. On me pria alors de voir le petit malade, ce que je fis le 20 mars dernier.

Lors de mon premier examen, je trouvai le bébé assez gai, ne paraissant avoir aucune douleur à la pression, soit au niveau de l'apophyse mastoïde, soit en aucun point du crâne, mais le médecin traitant me raconta que deux jours auparavant il avait eu un frisson assez violent accompagné d'une poussée de température ayant atteint 40°. Depuis cette époque, les symptômes fébriles avaient persisté toujours intenses, mais il n'y avait plus de frisson, et même, depuis vingt-quatre heures, l'enfant semblait être en bien meilleur état. J'examinai l'oreille et trouvai un tympan rouge, bombant fortement en dehors; le cou était très souple, aucun symptôme oculaire, aucun autre trouble général.

Je proposai alors de débrider largement la membrane tympanique, pour donner issue au liquide qui devait se trouver retenu dans la caisse, opération qui fut faite après avoir chloroformisé l'enfant; je pratiquai une large myringotomie qui fut suivie de l'expulsion d'une certaine quantité de pus bien lié, non fétide. Il fut décidé que nous attendrions quarante-huit heures pour voir le résultat de cette intervention, et que si la fièvre ne cessait pas, je ferais alors une opération plus large, c'est-à-dire l'évidement complet de l'apophyse mastoïde.

Le surlendemain, les symptômes fébriles ayant persisté avec la même intensité, je pratiquai l'opération que je viens d'indiquer avec le concours de M. le prof. Piéchaud et du médecin traitant.

Je trouvai un os dur, mais enflammé, saignant très facilement, et des veines émissaires donnant pendant l'opération une quantité de sang considérable au point de gêner un peu l'intervention. L'antre mastoïdien était absolument rempli de pus et de fongosités, le pourtour atteint d'ostéite légère fut soigneusement curetté et écouvillonné au chlorure de zinc au dixième : réunion du pavillon en arrière, drainage par le conduit dont j'avais fait sauter le boudin cartilagineux et réséqué la paroi osseuse postérieure. Tout se passa bien pendant quarante-huit heures, mais les phénomènes fébriles persistèrent cependant, presque aussi intenses qu'auparavant. Dans ces conditions, je ne cachai pas à la famille que je redoutais une complication plus profonde, occupant sinon les méninges, tout au moins le pourtour du sinus ou le sinus lui-même. Bref, dès ce moment, je parlai de pyohémie d'origine sinusienne. Néanmoins, on me pria de regarder le pansement pour voir s'il n'existait pas de suppuration pouvant expliquer les phénomènes fébriles, et, quarante-huit heures après, je trouvai ma plaie en parfait état, semblant même vouloir se réunir.

Deux jours plus tard, les symptômes persistant toujours, je défis à nouveau mon pansement, et, cette fois, je trouvai l'antre complètement rempli de pus et les points de suture infectés. Je débridai largement, de manière à donner issue à la suppuration.

L'examen du fond de l'œil, pratiqué à ce moment par mon confrère et ami le Dr Lagrange, révéla l'intégrité absolue des papilles, pas la moindre trace de parésie de l'accommodation, pas la moindre lésion du fond de l'œil. Un moment, on pensa pouvoir attribuer l'état fébrile à l'infection de la plaie, et moi-même, tout en faisant des réserves sur cette hypothèse, devant la résistance de la famille, j'attendis encore trois jours avant de proposer une troisième intervention. Cet examen avait eu lieu le dimanche; le jeudi, le médecin traitant vint me déclarer que, depuis quarante-huit heures, l'état de l'enfant s'aggravait considérablement, le thermomètre ne descendant guère au-dessous de 39° 1/2, les accès étant beaucoup plus nombreux. Le petit malade qui, jusque-là, avait été gai par moments et s'amusait encore sur son lit, était au contraire abattu et répondait moins facilement aux questions qu'on lui posait. Je proposai alors l'intervention dont j'avais déjà parlé, c'est-à-dire ouverture de la cavité cranienne du côté de la fosse cérébrale d'abord, et, dans le cas où je ne trouverais rien à ce niveau, du côté du sinus qui me paraissait surtout être en cause dans ce cas. Devant l'aggravation des symptômes, la famille se résigna à accepter l'intervention, qui fut pratiquée le vendredi matin avec le concours du prof. Piéchaud. Une fois l'enfant chloroformisé, la plaie étant déjà largement ouverte, je pus attaquer immédiatement la paroi osseuse et mettre à découvert les méninges au niveau de la fosse cérébrale; ces dernières étaient absolument saines, quoique les veines superficielles parussent un peu congestionnées. Avant d'aller plus avant de ce côté, j'attaquai les parois du sinus, bien convaincu que c'était surtout à ce niveau que devait exister l'origine des phénomènes infectieux observés et caractérisés seulement par les courbes thermiques que nous avions sous les yeux.

A ce moment encore, nous n'avions aucun signe extérieur de phlébite ou de thrombose, pas la moindre raideur de la nuque, pas la moindre lésion le long de la jugulaire, en un mot, aucun autre symptôme que la fièvre intense. L'os était extrêmement épais, saignant très facilement et avec beaucoup d'abondance, au point que je fus assez gêné par l'écoulement sanguin pendant toute mon intervention, écoulement qui se produisait à chaque coup de gouge comme si le sinus avait été ouvert; j'arrivai cependant à évider largement mon tissu osseux, et j'ouvris enfin la cavité cranienne au niveau du sinus. A peine eus-je fait sauter avec la gouge la paroi mitoyenne qui me séparait de la dure-mère que du pus vint faire issue à l'extérieur. J'élargis alors cet orifice, et le pus continua à sortir en bouillonnant, comme l'aurait fait du sang venant du sinus; par moment même, il sortait par jet absolument comme s'il y avait eu un gros vaisseau artériel derrière la poche de l'abcès. Peu à peu cette dernière se vida tout entière, d'autant plus facilement que j'agrandis encore l'ouverture faite au niveau du crâne.

L'écoulement sanguin noirâtre, qui avait accompagné au début la sortie du pus, s'arrêta bientôt de lui-même, et je pus alors constater que la suppuration venait non de la paroi du sinus, mais de l'intérieur même de sa cavité. Nous étions en présence d'une phlébite suppurée qui, vu le moment tardif de l'intervention, rendait le pronostic très grave, malgré l'ouverture de l'abcès. Je plaçai plusieurs catguts en guise de drain dans l'intérieur de la cavité sinusienne, je bourrai la plaie de gaze iodoformée, laissant un bon drainage, de manière à assurer la liberté de l'écoulement et à pouvoir faire des lavages détersifs à ce niveau, mais malheureusement l'état général de l'enfant était si mauvais à ce moment-là et l'infection telle qu'il succomba trente-six heures après.

Ce troisième fait était donc intéressant par la marche même de la maladie, par l'absence, on peut le dire, de tout symptôme pouvant faire songer à une complication sinusienne d'origine otique, excepté la courbe de la fièvre cependant, qui était assez caractéristique d'une infection, pour que, dès le début, j'aie pensé à une lésion de ce genre et proposé très rapidement une intervention. Malheureusement, il n'est pas toujours facile de faire accepter dans une famille une opération qui peut paraître dangereuse, qui souvent même est jugée inutile, parce qu'on ne peut pas affirmer d'une façon absolue son diagnostic et, par conséquent, poser les bases certaines d'une intervention pouvant être profitable au malade.

D'un autre côté, il ne faut pas trop s'étonner de l'insuccès opératoire dans ces cas, parce que la pyohémie d'origine sinusienne peut être considérée, à juste titre, comme une des plus graves complications de l'otite moyenne suppurée chronique ou aiguë.

Je n'insisterai pas sur l'intérêt que présentait cette observation au point de vue de la marche des symptômes, de cette suppuration auriculaire s'étant arrêtée d'elle-même au point que le tympan était absolument cicatrisé, ayant formé derrière sa cicatrice un amas de pus et de fongosités qui s'étaient fait jour dans l'intérieur de la cavité cranienne, au lieu de continuer à suppurer extérieurement, et, par conséquent, à attirer l'attention du médecin de ce côté. Il n'est pas douteux, en effet, que si, lors de ma première visite, au lieu de trouver un tympan simplement rouge et bombé en dehors, j'avais constaté la présence d'une otorrhée, dès ce moment j'aurais agi sur l'apophyse mastoïde, ce qui m'aurait permis de gagner quarante-huit heures, mais ce qui, malheureusement, n'eût peut-être pas permis de sauver le malade, étant donné que je me serais trouvé en présence des mêmes difficultés vis-à-vis de la famille, du médecin traitant, et que, probablement, je n'aurais été autorisé à intervenir que lorsque les symptômes généraux auraient été déjà trop graves pour que l'opération puisse donner un résultat.

Dans ces trois observations il s'est agi de complications assez différentes les unes des autres, s'étant manifestées, la première et la troisième en particulier, simplement par de la fièvre. Mais tandis que, dans le premier cas, l'abcès était extra-dural; dans la troisième, au contraire, il se développait à l'intérieur du sinus et infectait le torrent circulatoire tout entier.

Comme je le disais au début de ma communication, ces faits sont encore assez rares dans notre pays, pour qu'on les rapporte en détail, lorsqu'on a l'occasion de les observer, quel que soit, du reste, le résultat final de l'intervention opératoire.

Il ressort encore de ces trois observations un fait important sur lequel M. Broca a particulièrement insisté après Wheeler, lors de sa dernière communication à la Société de Chirurgie, à savoir que, dans les complications intra-craniennes d'origine otique, c'est par l'oreille qu'il faut commencer, en se laissant guider par les lésions observées, pour pénétrer dans l'intérieur du crâne. L'opération ainsi pratiquée est, en effet, très facile, très simple, et l'on peut, autant qu'on le désire, agrandir la perte de substance faite à la paroi cranienne, de manière à bien examiner ou le sinus, ou les méninges de la fosse cérébrale, et même ponctionner l'intérieur du cerveau dans plusieurs directions, de manière à s'assurer qu'il ne contient pas de pus. A ce propos, je rappellerai un petit accident dont nous a parlé M. Lannois l'an passé, la pénétration de la matière cérébrale dans l'intérieur de l'aiguille ayant servi à chercher le pus dans l'encéphale. Je crois qu'il est de toute nécessité, dans ces cas, de se servir d'un trocart fin, et de faire une aspiration légère avec des instruments parfaitement aseptiques, cela va sans dire. De même, avant d'ouvrir le sinus latéral dans un cas douteux, il est sage de faire d'abord une piqûre capillaire, suivie d'aspiration, pour voir s'il contient du sang, du pus ou, au contraire, s'il est thrombosé et doit être largement ouvert et nettoyé avec ou sans ligature préalable de la jugulaire, suivant les cas.

Bordeaux. — Imp. G. Gounouilhou, rue Guiraude, 11.

REVUE HEBDOMADAIRE

DE

LARYNGOLOGIE, D'OTOLOGIE

ET DE RHINOLOGIE

FONDÉE ET PUBLIÉE

Par le Docteur E. J. MOURE

Chargé du cours de Laryngologie, d'Otologie et de Rhinologie, à la Faculté de Médecine de Bordeaux.

Chaque numéro de la REVUE se compose :

1° De travaux originaux inédits concernant les affections de la Gorge, du Larynx, des Oreilles et du Nez.

2° Du Compte Rendu des différentes Sociétés savantes s'occupant dans leurs séances de tout ce qui a trait au larynx, nez, oreilles ou organes connexes.

3° D'une *Revue bibliographique* dans laquelle sont analysés les ouvrages nouvellement parus.

4° D'une *Revue de la Presse* contenant un résumé plus ou moins succinct de la plupart des articles publiés sur ces différents sujets, tant en France qu'à l'Etranger.

5° D'un *Index bibliographique*, publié tous les deux mois et paginé séparément, où sont indiqués les titres des articles et les différents journaux dans lesquels ils ont été publiés.

Imprimée sur un format in-8°, la REVUE est hebdomadaire et se compose de 32 pages formant chaque année deux vol. de 800 pages chacun suivis d'un Index d'environ 100 pages, folioté en chiffres romains, destiné à être placé à la fin du 2me volume.

POUR TOUT CE QUI CONCERNE LA RÉDACTION

S'adresser à M. le Dr E. J. MOURE, 25 *bis*, cours du Jardin-Public à Bordeaux.

Le prix d'abonnement, qui part du 1er janvier de chaque année, est de **15** *fr. pour la France et* **18** *fr. pour l'Étranger.*

Tout ce qui concerne les annonces et l'administration doit être adressé à M. CHAIGNEAU, 8, rue de Cheverus, BORDEAUX

Bordeaux. — Imp. G. GOUNOUILHOU, rue Guiraude, 11.

www.ingramcontent.com/pod-product-compliance
Lightning Source LLC
LaVergne TN
LVHW052038160826
845678LV00003B/1415

* 9 7 8 2 3 2 9 6 3 4 0 0 5 *